35 Ricette di Pasti per Diabetici:

il modo più delizioso per stare bene

di

Joseph Correa

Nutrizionista Sportivo Certificato

COPYRIGHT

© 2014 Correa Media Group

Tutti I diritti riservati

La riproduzione o la traduzione di qualsiasi parte di questo lavoro al di là di quanto consentito dalla sezione 107 o 108 degli Stati Uniti Copyright 1976, senza l'autorizzazione del titolare dei diritti è illegale.

La presente pubblicazione è stata progettata per fornire informazioni accurate e autorevoli in materia di

Il tema trattato. Viene venduto con la consapevolezza che né l'autore né l'editore si impegnano a fornire consulenza medica. In caso di consultazione o di assistenza medica, consultare un medico. Questo libro è considerato una guida e non deve essere utilizzato in alcun modo che possa essere dannoso per la salute. Consultare un medico prima di iniziare questo piano nutrizionale per assicurarsi che sia giusto per te.

RINGRAZIAMENTI

La realizzazione e il successo di questo libro non avrebbero potuto essere possibili senza la mia famiglia.

35 Ricette di Pasti per Diabetici:

il modo più delizioso per stare bene

di

Joseph Correa

Nutrizionista Sportivo Certificato

CONTENUTI

Copyright

Ringraziamenti

Cenni sull'autore

Introduzione

Cos'è il diabete?

Come si fa a gestire il diabete?

Cosa dovresti mangiare?

Calendario

35 Ricette di pasti per diabetici: il modo più deliziosi per stare bene

Altri grandi titoli dell'autore

CENNI SULL'AUTORE

Come nutrizionista sportivo certificato e atleta professionista, sono fermamente convinto che una corretta alimentazione ti aiuterà a raggiungere i tuoi obiettivi più velocemente e in modo efficace. La mia conoscenza ed esperienza mi ha aiutato a vivere in modo più sano nel corso degli anni che ho condiviso con la famiglia e gli amici. Quanto più si sa di mangiare e bere in modo sano, tanto prima si vorrà cambiare la tua vita e abitudini alimentari.

La nutrizione è una parte fondamentale nel processo per ottenere una forma migliore e questo è tutto ciò che è contenuto nel libro.

INTRODUZIONE

Le 35 Ricette di pasti per diabetici: il modo migliore per stare bene ti aiuterà a controllare i livelli di glucosio nel sangue, naturalmente e in modo efficace. Questi non sono sostitutivi dei pasti, ma dovrebbero integrare i pasti che normalmente si verificano all'interno della giornata.

Essere troppo occupato a mangiare correttamente a volte può diventare un problema ed è per questo che questo libro ti farà risparmiare tempo e contribuirà a nutrire il tuo corpo per raggiungere gli obiettivi che desiderati.

Questo libro ti aiuterà a:
- Incrementare la muscolatura velocemente.
- Guadagnare tempo.
- Avere più energia.
- Allenarti più duramente e più a lungo
- Accelerare il tuo metabolismo i modo naturale per avere più muscoli.

-Migliorare Il tuo sistema digestivo.

Joseph Correa è un nutrizionista sportivo certificato ed un atleta professionista.

© 2014 Correa Media Group

Che cos'è il diabete?

Il diabete è una malattia metabolica in cui una persona ha alti livelli di glucosio nel sangue, ed è nota anche come glicemia alta. Il glucosio è una delle sostanze più importanti che le cellule utilizzano per produrre energia, ma per fare in modo che il glucosio penetri in queste cellule, sono necessarie 2 condizioni: le cellule devono avere alcuni recettori chiamati 'porte', e un ormone chiamato insulina deve essere disponibile a 'sbloccare' questi recettori. Una mancanza in recettori o insulina porterà all'accumulo di glucosio nel sangue, con effetto negativo sulla salute.

A seconda di quale delle due condizioni non riesce a verificarsi, esistono 2 tipi di diabete. Il diabete di tipo 1 si verifica quando le cellule che producono insulina nel pancreas vengono distrutte, e questo porta ad un alto livello di zuccheri nel sangue. Il diabete di tipo 2 si verifica quando c'è abbastanza insulina, ma non ci sono abbastanza recettori sulle cellule per permettono al glucosio di entrare, provocando così un aumento degli zuccheri nel sangue.

COME SI GESTISCE IL DIABETE?

Un aspetto importante nella gestione di questa malattia è una dieta sana ed equilibrata.

Lo zucchero nel sangue può essere controllato con successo prestando attenzione a cosa e quanto si mangia e mantenendo un peso ottimale.

Mentre le persone con diabete di tipo 1 hanno bisogno di insulina, nei primi mesi dopo aver diagnosticato un caso di diabete di tipo 2, la dieta e le modifiche dello stile di vita saranno grado di controllare il livello di glucosio nel sangue in modo così efficacie che il farmaco non è necessario.

Vediamo quindi quali raccomandazioni dietetiche si dovrebbero seguire:

1. Mangiare una notevole varietà di cibo. Tutti i gruppi di prodotti alimentari devono essere inclusi in una dieta sana.

2. Mangiare la quantità di cibo di cui il tuo corpo ha bisogno. Questo risolve anche il caso in cui si mangia troppo, dal momento che l'aumento di peso risulta molto dannoso ai diabetici.

3. Mangiare un sacco di verdure, cereali e frutta. Le piante sono ricche di sali minerali e vitamine e sono prive di colesterolo.

4. Mangiare una dieta a basso contenuto di grassi saturi e colesterolo.

5. Consumare cibi e bevande, come caramelle, dolci, bibite e alcolici con moderazione. (O meglio ancora, astenersi completamente se si può)

COSA SI PUO' MANGIARE?

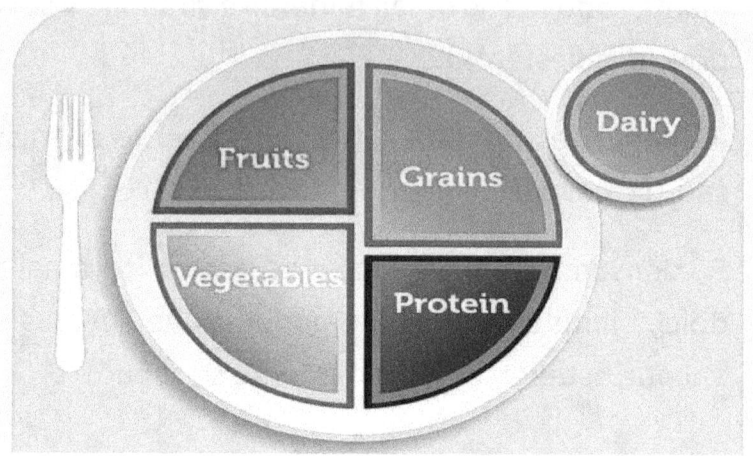

Questo piatto è una linea guida per una sana alimentazione e ti aiuterà a scegliere i cibi migliori per una dieta equilibrata.

Verdure: mangia una varietà di verdure per ottenere tutti i nutrienti che il tuo corpo richiede. Concentrati su fagioli e piselli secchi, verdure a foglia verde e arancione scuro.

Grano: mangia cereali integrali per lo più, dal momento che sono meno elaborati e più nutrienti. Opta per riso, grano integrale, avena, orzo e cereali.

Frutta: mangia una varietà di frutta, e assicurati di andarci piano con i succhi di frutta. Essi sono molto più ricchi di carboidrati ed inferiori come contenuto di fibra.

Proteine: Le migliori fonti di proteine sono carne magra, pollame, pesce, fagioli secchi, uova, noci e semi.

Giornalmente: assicurati di scegliere prodotti lattiero-caseari con un basso contenuto di grassi o senza grassi per ridurre il consumo di grassi.

Consigli per una sana alimentazione:

Non saltare i pasti e mangiare qualcosa ogni 4 ore.

Cerca porzione dimensioni e l'assunzione di carboidrati. Scegli alimenti con pochi grassi saturi, colesterolo e sodio.

Cucina i pasti a casa e controlla ciò che metti dentro il tuo corpo.

Prova le seguenti ricette e vedi quanto deliziosi possono diventare i cibi sani.

CALENDARIO

Settimana 1

Giorno 1:

Muffin di uova e verdure

Spuntino: Mele e Burro di Arachidi

Brodo di Pollo

Spuntino: una Tazza di Popcorn

Cavolfiori arrostiti

Giorno 2:

Farina d'avena e Mandorle

Spuntino: salsa Vegetariana

Arrosto di Tacchino e Verdure

Spuntino: Pomodori con Ricotta

Insalata di Cocomero e Mirtillo rosso

Giorno 3:

Frappè alla Pesca

Spuntino: Mix di Trail

Cosce di Pollo e Pomodori

Spuntino: Prosciutto e Ananas

Riso Pilaf e Quinoa

Giorno 4:

Omelette veloci

Spuntino: frappè

Salmone in camicia con Asparagi

Spuntino: Pera e Formaggio

Pomodori arrostiti

Giorno 5:

Frittata di mirtilli

Spuntino: Yogurt greco con Fragole

Zuppa di vongole

Spuntino: Carote e salsa Ranch

Pasto di Tofu

Giorno 6:

Frutta ricoperta da Yogurt

Spuntino: Patatine di Segale

Insalata messicana di Pollo

Spuntino: Cocomero e salsa Ranch

Lasagna di Verdure

Giorno 7:

Salmone affumicato Farcito

Spuntino: gelato di Frutta fresca

Manzo allo zenzero saltato in padella

Spuntino: fagioli di Soia arrostiti

Insalata di Melanzane e Rucola

Settimana 2

Giorno 1:

Frittata

Spuntino: Pomodori con Ricotta

Pollo al Basilico e Pomodoro

Spuntino: salsa Vegetariana

Hamburger di Falafel

Giorno 2:

Panini di verdure

Spuntino: una Tazza di Popcorn

Maiale al Curry

Spuntino: Mele e Burro di Arachidi

Zuppa di ceci

Giorno 3:

Colazione Risotto con Uova

Spuntino: Pera e Formaggio

Salmone e Verdure cotte al forno

Spuntino: frappè

Purè di Piselli e Carciofi

Giorno 4:

Tofu Rimescolato

Spuntino: Mix di Trail

Insalata di Manzo

Spuntino: Prosciutto e Ananas

Insalata di Pompelmo e Avocado

Giorno 5:

Farina d'avena e Mandorle

Spuntino: Patatine di Segale

Gamberi all'aglio su letto di Spinaci

Spuntino: Cocomero e salsa Ranch

Insalata di Verdure Grigliate

Giorno 6:

Omelette veloci

Spuntino: Yogurt greco con Fragole

Brodo di Pollo

Carote con salsa Ranch

Riso Pilaf e Quinoa

Giorno 7:

Frittata di mirtilli

Spuntino: fagioli di Soia arrostiti

Manzo allo zenzero saltato in padella

Spuntino: gelato di frutta fresca

Insalata di Cocomero e Mirtillo rosso

Settimana 3

Giorno 1:

Frappè alla Pesca

Spuntino: Mele e Burro di Arachidi

Insalata messicana di Pollo

Spuntino: salsa Vegetariana

Hamburger di Falafel

Giorno 2:

Muffin di uova e verdure

Spuntino: una Tazza di Popcorn

Salmone in camicia con Asparagi

Spuntino: Pomodori con Ricotta

Cavolfiori arrostiti

Giorno 3:

Frutta ricoperta da Yogurt

Spuntino: Mix di Trail

Gamberi all'aglio su letto di Spinaci

Spuntino: frappè

Insalata di Uova e Rucola

Giorno 4:

Frittata

Spuntino: Prosciutto e Ananas

Maiale al Curry

Spuntino: Carote e salsa Ranch

Purè di Piselli e Carciofi

Giorno 5:

Tofu Rimescolato

Spuntino: Pera e Formaggio

Salmone e Verdure cotte al forno

Spuntino: frappè

Pomodori arrostiti

Giorno 6:

Colazione Risotto con Uova

Spuntino: Yogurt greco con Fragole

Insalata di Manzo

Spuntino: Cocomero e salsa Ranch

Lasagna di Verdure

Giorno 7:

Panini di verdure

Spuntino: Patatine di Segale

Zuppa di vongole

Spuntino: fagioli di Soia arrostiti

Insalata di Pompelmo e Avocado

Settimana 4

Giorno 1:

Salmone affumicato Farcito

Spuntino: gelato di frutta fresca

Pollo al Basilico e Pomodoro

Spuntino: salsa Vegetariana

Insalata di Verdure Grigliate

Giorno 2:

Frittata di mirtilli

Spuntino: una Tazza di Popcorn

Arrosto di Tacchino e Verdure

Spuntino: Mele e Burro di Arachidi

Pasto di Tofu

Giorno 3:

Farina d'avena e Mandorle

Spuntino: Pomodori con Ricotta

Cosce di Pollo e Pomodori

Spuntino: Prosciutto e Ananas

Zuppa di ceci

Giorno 4:

Omelette veloci

Spuntino: Mix di Trail

Manzo allo zenzero saltato in padella

Spuntino: frappè

Insalata di Cocomero e Mirtillo rosso

Giorno 5:

Frutta ricoperta da Yogurt

Spuntino: Patatine di Segale

Maiale al Curry

Spuntino: Carote e salsa Ranch

Riso Pilaf e Quinoa

Giorno 6:

Muffin di uova e verdure

Snack: Yogurt greco con Fragole

Salmone in camicia con Asparagi

Spuntino: fagioli di Soia arrostiti

Cavolfiori arrostiti

Giorno 7:

Tofu Rimescolato

Spuntino: gelato di Frutta fresca

Zuppa di vongole

Spuntino: salsa Vegetariana

Hamburger di Falafel

2 giorni extra per un mese completo

Giorno 1:

Panini di verdure

Spuntino: Mix di Trail

Insalata messicana di Pollo

Spuntino: Pera e Formaggio

Insalata di Pompelmo e Avocado

Giorno 2:

Frittata

Spuntino: frappè

Insalata di Manzo

Spuntino: una Tazza di Popcorn

Pomodori arrostiti

35 RICETTE DI PASTI PER DIABETICI

COLAZIONE

1. Muffin di uova e verdure

Cucina le uova nei contenitori dei muffin per una colazione nutriente originale e porzionata. Il bulgur aggiunge una bella consistenza a questo uovo per la prima colazione, mentre le verdure portano colore e nutrienti sulla tavola.

Ingredienti (4 porzioni):

1/3 tazze di bulgur

¼ tazza di zucchini, in piccoli pezzi

¼ tazza di cipolla, in piccoli pezzi

1 piccolo pomodoro, in piccoli pezzi

8 uova, leggermente sbattuto

½ tazza di formaggio feta, con pochi grassi, a pezzi

1 cucchiaio olio d'oliva

1 cucchiaino origano fresco

1 cucchiaino rosmarino fresco

1/8 cucchiaino pepe nero macinato

2/3 tazze di acqua

spray da cucina antiaderente

Tempo di preparazione: 15 min

Tempo di cottura: 40-45 min

Preparazione:

Preriscalda il forno a 180°C ventilato / gas 4. Ungi 12 stampini di muffin con lo spray antiaderente e mettili da parte.

In un tegame piccolo mescola il bulgur con acqua, porta ad ebollizione, riduci il calore e cuoci coperto, fino a quando il bulgur sarà tenero. Scola il liquido.

Scalda l'olio in una grande padella e cuoci le zucchine e cipolla a fuoco medio da 5 a 10 minuti, mescolando di tanto in tanto. Togli dal fuoco, aggiungi il bulgur, pomodoro, formaggio e mescola. Metti il composto a cucchiaiate negli stampini.

In una grande ciotola, sbatti insieme Uova, origano e pepe. Versa sopra il mix di verdure negli stampini.

Cuoci da 15 a 18 minuti o fino a quando un coltello inserito nel centro delle focaccine esce pulito. Lascia i muffin raffreddare in padella per 5 minuti, poi rimuovi con attenzione e servili caldi.

Valori nutrizionali per porzione: 256kcal, 15g carboidrati (3g fibra, 2g zucchero), 15g grassi (5g saturi), 14g proteine, 12% ferro, 14% vitamina A, 30% vitamina B2, 11% vitamina B6, 14% vitamina B9, 22% vitamina B12.

2. Frappè alla Pesca

Inizia la giornata con un delizioso e cremoso frappe che ti darà tanta energia ed apporta tanto calcio. Sperimentalo con la frutta mescolando il tutto.

Ingredienti (1 porzione):

250g di yogurt senza grassi yogurt alla pesca con dolcificante

½ tazza di latte senza grassi

1 tazza di pesche fresche, a fettine

½ tazza di ghiaccio tritato

Tempo di preparazione: 5 min

Non si cuoce

Preparazione:

Mescola frutta, latte e yogurt in un frullatore. Aggiungi il ghiaccio, amalgama per farlo diventare liscio e servi.

Valori nutrizionali per porzione: 227kcal, 30g carboidrati (1g fibra, 29g zucchero), 2g grassi (2g saturi), 17g proteine, 70% calcio, 14% magnesio, 18% vitamina A, 13% vitamina C, 11% vitamina B1, 42% vitamina B2, 15% vitamina B5, 31% vitamina B12.

3. Panini di verdure

Prova una colazione rinfrescante con le zucchini e zucca estiva che aggiungono la scorza per il pasto del mattino. Questi vuovoies di stagione conditi con mozzarella e pane di grano alla brace sono croccanti e deliziosi.

Ingredienti (4 porzioni):

½ zucchini medie, a fettine longitudinali

½ zucca estiva media, a fettine longitudinali

1 piccola cipolla rossa, a fettine

1 pomodoro medio, dimezzato

4 fettine medie di pane di grano

½ tazza di mozzarella, a fettine

un pizzico di sale

un pizzico di pepe nero macinato

¼ tazza di foglie di basilico

spray antiaderente da cucina

Tempo di preparazione: 10 min

Tempo di cottura: 15 min

Preparazione:

Rivesti delicatamente la zucca estiva, le zucchine, il pomodoro e la cipolla con spray da cucina poi cospargi con sale e pepe.

Preriscalda una griglia elettrica. Griglia il zucchine, zucca e cipolla finché sono tenere, girandole almeno una volta. Quindi aggiungi i pomodori e arrostisci fino a quando sarà leggermente carbonizzato. Tosta le fette di pane per 1 min, girando una volta poi metti sopra il formaggio e attendi 1 min.

Taglia le verdure, se lo desideri mettile sopra le fette di pane con foglie di basilico e servi.

Valori nutrizionali per porzione: 201kcal, 28g carboidrati (4g fibra, 8g zucchero), 5g grassi (2g saturi), 8g proteine, 10% calcio, 11% ferro, 14% magnesio, 23% vitamina C, 12% vitamina K, 13% vitamina B1, 13% vitamina B2, 12% vitamina B3, 13% vitamina B6, 14% vitamina B9.

4. Frittata di mirtilli

Aumenta i livelli di energia con una porzione di deliziosi mirtilli. Aggiungi un cucchiaio di yogurt a basso contenuto di grassi e cospargi un po 'di cannella in alternativa allo sciroppo ad alto contenuto di carboidrati.

Ingredienti (4 porzioni-8 frittelle):

½ tazza di farina di grano saraceno

½ tazza di farina integrale

1 uovo

½ cucchiaino lievito in polvere

¼ cucchiaino bicarbonato di sodio

1¼ tazza di latticello

¾ tazza di mirtilli freschi

¼ cucchiaino vaniglia

estratto liquido di stevia

¼ cucchiaino sale

1 cucchiaio olio da cucina

Tempo di preparazione: 10 min

Tempo di cottura: 20 min

Preparazione:

In una ciotola, mescola insieme la farina, l'estratto di stevia (a piacere), Lievito in polvere, bicarbonato di sodio e il sale. Fai un buco al centro della miscela e metti da parte.

Batti leggermente l'uovo in una ciotola piccola poi aggiungici il latticello, l'olio e la vaniglia.

Aggiungi la miscela del latticello alla miscela di farina, mescola fino a quando è ben amalgamato ma leggermente grumoso e inserisci i mirtilli.

Scalda una padella leggermente unta a fuoco medio e versa ¼ tazza di pastella per ogni frittella. Stendi l'impasto in un cerchio di circa 8 cm di diametro.

Cuoci a fuoco medio fino a quando le frittelle saranno dorate, girando per cuocere l'altro lato quando la superficie della frittella è scura ed i bordi sono leggermente asciutti. Servi ancora caldo.

Valori nutrizionali per porzione (2 frittelle): 198kcal, 30g carboidrati (4g fibra, 6g zucchero), 6g grassi, 8g proteine, 12% calcio, 17% magnesio, 16% vitamina B2.

5. Salmone affumicato Farcito

Avvia la tua giornata con il salmone affumicato e assicurati di avere alcuni di quei sani acidi grassi omega-3. Il grano intero è una grande alternativa alla 'colazione bagel' perchè è più basso in carboidrati e aggiunge qualche fibra al mix.

Ingredienti (2 porzioni):

85g salmone affumicato, tagliato a striscioline

¼ tazza di crema di formaggio magro da spalmare

2*15 cm tortillas di farina integrale

½ piccolo zucchini, pelati in nastrini

1 cucchiaino erba cipollina fresca

½ cucchiaino scorza di limone, tagliata finemente a fettine

1 cucchiaino succo di limone

Tempo di preparazione: 10 min

Non si cuoce

Preparazione:

In una piccola ciotola, mescola la crema di formaggio, il succo di limone e la buccia e l'erba cipollina fino a rendere il tutto omogeneo. Stendi uniformemente sulle 2 tortillas lasciando un bordo piccolo intorno ai lati.

Dividi il salmone tra le tortillas; posiziona i nastri di zucchine sopra al salmone.

Arrotola le tortillas e servile tagliate a metà.

Valori nutrizionali per porzione: 255kcal, 29g carboidrati (3g fibra, 4g zucchero), 8g grassi (3g saturi), 14g proteine, 10% vitamina B3, 27% vitamina B12.

6. Omelette veloci

Una frittata da 5 minuti con calcio e vitamina K, questo pasto è una colazione ricca di proteine e povera di carboidrati ed è destinata a riempirti fino a pranzo. Servi con un paio di pomodori ciliegia per un po' di vitamina C extra.

Ingredienti (2 porzioni):

4 uova

1 tazza di piccole foglie fresche di spinaci

¼ tazza di formaggio cheddar magro, a fettine

1 cucchiaio di prezzemolo

un pizzico di sale

un pizzico di peperoncino

spray antiaderente da cucina

Tempo di preparazione: 5 min

Tempo di cottura: 5 min

Preparazione:

Ungi una padella antiaderente con spray e accendi il gas a fuoco medio.

In una grande ciotola, unisci le uova, erba cipollina, pepe e sale e frulla fino a rendere il composto schiumoso.

Versa nella padella e inizia a mescolare le uova delicatamente con una spatola di plastica fino a quando il composto assomiglia a piccolo pezzi di uovo cotto circondati da uovo liquido. Non mescolare più e cuoci per 1 min e mezzo fino a quando le uova saranno cotte ma lucide.

Cospargi con il formaggio, metti sopra gli spinaci, piega la frittata e servi.

Valori nutrizionali per porzione: 185kcal, 2g carboidrati, 11g grassi (3g saturi), 17g proteine, 13% calcio, 12% ferro, 38% vitamina A, 90% vitamina K, 31% vitamina B2, 14% vitamina B5, 20% vitamina B12.

7. Farina d'avena e Mandorle

Bassa in grassi e ad alto contenuto di fibra solubile, la farina d'avena è una grande colazione alternativa perché aiuta con il controllo dell'appetito e abbassa i livelli di glucosio. Aggiungi un po' di lamponi per un gusto più interessante e servi con un bicchiere di latte scremato per avere la metà dell'apporto giornaliero consigliato di calcio.

Ingredienti (1 porzione):

½ tazza di farina d'avena cotta

6 mandorle, in piccoli pezzi

1 tazza di lamponi

1 tazza di latte scremato

Tempo di preparazione: 5 min

Non si cuoce:

Preparazione:

Incorpora i lamponi e le mandorle in una ciotola di farina d'avena cotta calda. Servi con un bicchiere di latte.

Valori nutrizionali per porzione: 256kcal, 44g carboidrati (10g fibra, 17g zucchero), 5g grassi, 13g proteine, 56% calcio, 13% ferro, 32% magnesio, 24% vitamina A, 58% vitamina C, 20% vitamina E, 12% vitamina K, 15% vitamina B1, 27% vitamina B2, 11% vitamina B9, 16% vitamina B12.

8. Tofu Rimescolato

Sostituisci il formaggio con verdure e tofu per godere delle proteine aggiunte e dei grassi sani che apporta. Assaggia questa delizia vuovoie con peperoncino fresco e inizia la giornata a tutto gas.

Ingredienti (1 porzione):

225g confezione di tofu molto solido in acqua

½ tazza di pomodori, in piccoli pezzi

1 spicchio d'aglio, tritato

¼ tazza di cipolla, in piccoli pezzi

1 peperoncino fresco, senza semi e in piccoli pezzi

1 cucchiaino olio d'oliva

½ cucchiaino peperoncino in polvere

1/8 cucchiaino sale

1 cucchiaino succo di lime

¼ cucchiaino cumino macinato

¼ cucchiaino origano secco

Rametti di coriandolo fresco (opzionali)

Tempo di preparazione: 10 min

Tempo di cottura: 10 min

Preparazione:

Scola il tofu, taglialo a metà e tampona ogni metà con fogli di carta fino ad asciugarle bene. Sbriciola il tofu in una ciotola e metti da parte.

Scalda l'olio d'oliva a fuoco medio in una grande padella antiaderente. Aggiungi il peperoncino, cipolla, aglio e cuoci per 4 minuti. Metti nel condimento e fai cuocere per 30 anni quindi aggiungi il tofu sbriciolato nella miscela. Riduci il calore, cuoci per 5 minuti mescolando ogni tanto. Servi con succo di lime, pomodori e coriandolo fresco.

Valori nutrizionali per porzione: 229kcal, 7g carboidrati (1g fibra, 4 g zucchero), 13g grassi (1g saturi), 16g proteine, 49% calcio, 25% ferro, 27% magnesio, 12% vitamina A, 21% vitamina C, 18% vitamina K, 11% vitamina B1, 13% vitamina B6, 13% vitamina B9.

9. Frutta ricoperta da Yogurt

Fai la tua yogurt frutta con Ingredienti freschi e fonti naturali di carboidrati. L'ananas e la vaniglia per fare una deliziosa combinazione, ma tutta la frutta che adori farà la magia.

Ingredienti (2 porzioni):

1 tazza di yogurt bianco senza grassi

200g ananas, spezzettato

1 tazza di fragile fresche, dimezzate

1 cucchiaino vaniglia

Tempo di preparazione: 5 min

Non si cuoce

Preparazione:

Mescola insieme lo yogurt, l'ananas schiacciato e la vaniglia. Copri e raffredda per 1 ora (o durante la notte).

Dividi a metà lo yogurt tra 2 ciotole, aggiungi le fragole. Mescola con il resto dello yogurt e servi.

Valori nutrizionali per porzione: 160kcal, 27g carboidrati (4g fibra, 22g zucchero), 2g grassi (1g saturi), 8g proteine, 24% calcio, 10% magnesio, 156% vitamina C, 18% vitamina B2, 10% vitamina B5, 11% vitamina B6, 18% vitamina B9, 11% vitamina B12.

10. Colazione Risotto con Uova

Prova qualcosa al di fuori dagli schemi ed assaggia questo risotto per la prima colazione. Colazione creata per la salute sostituendo riso con fiocchi d'avena, ottenendo dei tocchi salati dal vuovoie saltato e dal formaggio Brie.

Ingredienti (4 porzioni):

4 uova

½ tazza di fiocchi d'avena

1½ tazza di acqua

½ tazza di peperoni rossi in piccoli pezzi

½ tazza di funghi freschi, a fettine

40g formaggio brie magro, senza scorza

1 tazza di spinaci freschi, in piccoli pezzi

1 cipollotto, a fettine

un pizzico di sale

1/8 tazza di basilico fresco, a pezzetti

Pepe nero macinato

Spray antiaderente da cucina

Tempo di preparazione: 5 min

Tempo di cottura: 15 min

Preparazione:

Scalda una padella antiaderente e dopo ungila con uno spray antiaderente. Aggiungi il peperone e i funghi e cuoci per 5 minuti, mescolando ogni tanto. Aggiungi il cipollotto, cuoci per 3 minuti quindi togli le verdure e mettile da parte.

Aggiungi l'avena nella padella di cottura delle verdure, mescola 1 ½ tazza di acqua calda nell'avena e cuoci fino a quando si sarà assorbito il liquido. Quando l'avena sarà tenera rimuovi il composto dal fuoco, aggiungi il formaggio e mescola fino a quando si è sciolto e la miscela è ben amalgamata. Aggiungi gli spinaci e il mix di verdure.

Ungi una padella antiaderente con spray antiaderente e scalda a fuoco medio. Rompi le uova nella padella, facendo attenzione che rimangano separate. Riduci il fuoco al minimo, cuoci le uova fino a quando i bianchi saranno completamente cotti e i tuorli cominceranno ad addensarsi. Smuovi un po' le uova e cuoci per 30 secondi se le preferisci più morbide o per 1 minuto se le ami belle sode.

Metti il composto d'avena suddividendolo in 4 ciotole, su ciascuna mettici sopra l'uovo fritto, cospargi con pepe e basilico poi servi.

Valori nutrizionali per porzione: 197kcal, 15g carboidrati (2g fibra, 1g zucchero), 8g grassi (2g saturi), 12g proteine, 12% ferro, 12% magnesio, 10% vitamina A, 30% vitamina C, 57% vitamina K, 14% vitamina B1, 19% vitamina B2, 11% vitamina B5, 14% vitamina B9, 11% vitamina B12.

11. Frittata

Questa frittata di verdure con una base di albumi, è a basso contenuto di colesterolo e ricca di proteine ed è una colazione molto nutriente. Se si desidera, è possibile sostituire il formaggio feta con uno di capra o parmigiano.

Ingredienti (2 porzioni):

3 uova

6 albumi

2 tazze di piccoli broccoli

1 tazza di pomodori ciliegia, in quattro parti

¼ tazza di feta

2 cucchiai scalogno, in piccoli pezzi

¼ cucchiaino sale e pepe nero macinato

spray antiaderente da cucina

Tempo di preparazione: 10 min

Tempo di cottura: 15-20 min

Preparazione:

In una ciotola media, sbatti insieme il bianco d'uovo, le uova, sale e pepe, poi aggiungi il formaggio e metti da parte.

Scalda l'olio a fuoco medio in una padella antiaderente e cuoci i broccoli e gli scalogni da 8 a 10 minuti, mescolando di tanto in tanto. Versa il composto d'uovo e cuoci a fuoco medio-basso fino a quando il tutto si miscela. Utilizzando una spatola, solleva i bordi in modo che la porzione cruda scorra al di sotto. Quando le uova saranno cotte metti il pomodori sopra alla miscela.

Lascia riposare per 5 minuti, taglia in 4 spicchi e servi.

Valori nutrizionali per porzione: 270kcal, 10g carboidrati (3g fibra, 4g zucchero), 12g grassi (5g saturi), 26g proteine, 19% calcio, 13% ferro, 14% magnesio, 32% vitamina A, 151% vitamina C, 123% vitamina K, 11% vitamina B1, 68% vitamina B2, 20%

vitamina B5, 21% vitamina B6, 28% vitamina B9, 23% vitamina B12.

PRANZO

12. Arrosto di Tacchino e Verdure

Questa combinazione di arrosto e verdure ed infuso di erbe è una grande scelta per il pranzo e delizierà il tuo palato. Ricco di proteine e vitamina A, questo piatto riempie molto ed è nutriente.

Ingredienti (2 porzioni):

300g tacchino, senza pelle

200g piccolo patate rosse, in quattro pezzi

1 tazza di carotine, tagliate longitudinalmente

1 tazza di cipolla rossa, a fette

2 spicchi d'aglio, sminuzzati

1 cucchiaio prezzemolo fresco

½ cucchiaino rosmarino fresco

½ cucchiaino timo fresco

1 cucchiaino olio d'oliva

¼ cucchiaino sale

¼ cucchiaino pepe nero macinato

Spray antiaderente da cucina

Tempo di preparazione: 10 min

Tempo di cottura: 2 h

Preparazione:

Preriscalda il forno a 200C ventilato / gas 6. Unisci il rosmarino, il prezzemolo, l'aglio, il timo, il sale e il pepe in una piccola ciotola. Metti da parte 1 cucchiaino della miscela di erbe.

Posiziona il petto di tacchino su un ripiano del forno in una teglia. Ungi leggermente con l'antiaderente da cucina, cospargi la miscela di erbe restante uniformemente sul tacchino e strofina con le dita poi arrostisci, scoperto, per 20 min.

Unisci le carote, le cipolle e le patate in una grande ciotola e aggiungi il cucchiaino messo da parte di miscela di erbe, l'olio d'oliva e quindi spargi fino a quando le verdure saranno ricoperte. Disponi le verdure intorno al tacchino nella teglia.

Riduci la temperatura del forno a 180 ° C ventilato / gas 4 e arrostisci per circa 1 ora e mezza o fino a quando i succhi liberati dal tacchino non saranno più rosa. Mescola le verdure ameno una volta.

Trasferisci il tacchino su un tagliere, quindi coprilo con un foglio e lascia riposare per 10 minuti. Taglia il tacchino, dividendolo con le verdure tra 2 piatti e servi.

Valori nutrizionali per porzione: 315kcal, 38g carboidrati (5g fibra, 14g zucchero), 5g grassi, 29g proteine, 21% ferro, 17% magnesio, 235% vitamina A, 60% vitamina C, 14% vitamina K, 23% vitamina B1, 34% vitamina B2, 10% vitamina B5, 33% vitamina B6, 15% vitamina B9.

13. Gamberi all'aglio su letto di Spinaci

L'accoppiata spinaci freschi e gamberi all'aglio per un basso contenuto calorico, basso contenuto di carboidrati, ed un pasto altamente nutriente. La spolverata di parmigiano è un ottimo modo per accentuare il sapore di questo piatto.

Ingredienti (2 porzioni):

250g gamberi con guscio freschi o congelati

4 tazze di spinaci freschi

2 spicchi d'aglio, sminuzzati

½ cucchiaino scorza di limone, a fettine sottili

1 cucchiaio olio d'oliva

1 cucchiaio di parmigiano, a fettine

un pizzico di pepe nero macinato

Tempo di preparazione: 5 min

Tempo di cottura: 10 min

Preparazione:

Scongela i gamberetti se sono congelati. Togli il budellino dai gamberetti. In una ciotola piccola, metti insieme i gamberetti, l'aglio, la scorza di limone, olio e pepe.

Mette un cestino del vapore in un wok con un coperchio a chiusura ermetica; aggiungi acqua appena sotto il cestino.

Metti i gamberi in un unico strato su un paniere, copri e cuoci a vapore per 5 o 6 minuti a fuoco medio-alto. Rimuovi i gamberetti e tienili in caldo.

Aggiungi gli spinaci nel cestello a vapore e cuoci per 2 min / fino a farli appassire.

Dividi gli spinaci tra due piatti, posiziona i gamberetti sopra agli spinaci, cospargi di parmigiano e servi.

Valori nutrizionali per porzione: 220kcal, 3g carboidrati (2g fibra), 9g grassi (1g saturi), 11g proteine, 15% calcio, 26% ferro, 24% magnesio, 116% vitamina A, 32% vitamina C, 22% vitamina E,

367% vitamina K, 13% vitamina B3, 12% vitamina B6, 31% vitamina B9, 25% vitamina B12.

14. Insalata di Manzo

Manzo è un ripieno di proteine ed il suo abbinamento con le verdure lo rende un pranzo sano e colorato. Un pizzico di miele aggiunge dolcezza e consistenza ad un'insalata già nutriente.

Ingredienti (4 porzioni):

340g fianco di manzo

6 tazza di insalata verde mista

2 piccoli pomodori, tagliati a spicchi

½ cucchiaino scorza di lime, a fettine sottili

1/3 tazze di succo di lime

¼ tazza di cipolla, in piccoli pezzi

1 spicchio d'aglio, sminuzzato

2 cucchiai miele

2 cucchiai olio d'oliva

2 cucchiai polvere di pectina di frutta

6 cucchiai acqua

Tempo di preparazione: 10 min

Tempo di cottura: 30 min

Preparazione:

Unisci il succo di lime, la scorza, 3 cucchiai di acqua e l'olio d'oliva in un contenitore, quindi copri e agita bene. Versa metà del composto in una ciotola, aggiungi la cipolla e l'aglio. Metti il composto di succo restante a parte.

Pungi la carne e fai dei tagli superficiali in diagonale a intervalli di due centimetri, seguendo un disegno romboidale, ripeti dall'altro lato, quindi posiziona la carne in un sacchetto di plastica e in un piatto fondo. Versa il composto di succo al di sopra delle carni bovine, chiudi il sacchetto e fai marinare in frigorifero per 24 ore, girando ogni tanto.

Fai una salsa mescolando gradualmente l'acqua nella pectina di frutta. Aggiungi il composto di succo, copri e raffredda per 24 ore.

Scola la carne di manzo, togli la marinata quindi posiziona la carne sulla griglia non riscaldata di una padella capiente. Cuoci a 4 a 6 cm dal calore per un grado di cottura desiderato, girando una volta.

Disponi i pomodori verdi su 2 piastre, mettici sopra delle fettine sottili di carne di manzo, condisci con la salsina e servi.

Valori nutrizionali per porzione: 252kcal, 14g carboidrati (2g fibra, 10g zucchero), 7g grassi (2g saturi), 18g proteine, 14% ferro, 31% vitamina C, 20% vitamina B3, 20% vitamina B6, 25% vitamina B12.

15. Cosce di Pollo e Pomodori

Questa ricetta ispirata alla Louisiana porta un sapore di un pollo a basso contenuto di carboidrati. Le tagliatelle integrali assicurano una porzione sana di carboidrati di qualità, mentre le spezie e la salsa calda lo rendono un semplice piatto da degustare.

Ingredienti (2 porzioni):

2 cosce di pollo, disossate

½ tazza di gombo tagliato e congelato

1 tazza di tagliatelle di grano, cotte

1*200g di pomodori in umido (senza sale)

½ cucchiaino di timo secco

1 cucchiaino di salsa piccante

un pizzico di sale

un pizzico di pepe nero

spray antiaderente da cucina

Tempo di preparazione: 5 min

Tempo di cottura: 40 min

Preparazione:

Ungi una grande padella con spray antiaderente e mettila su fuoco medio-alto. Abbrustolisci il pollo su tutti i lati per circa 6 minuti, girando di tanto in tanto. Aggiungi i pomodori in umido, il gombo, il timo, 2/3 della salsa calda, il sale e il pepe, quindi porta ad ebollizione. Riduci il fuoco, copri e cuoci per 30 min.

Metti il pollo su 2 piatti da porzione, mescola la salsa calda rimanente nella salsa in padella e spargi dappertutto. Servi con le tagliatelle.

Valori nutrizionali per porzione: 245kcal, 26g carboidrati (5g fibra, 5g zucchero), 6g grassi (2g saturi), 18g proteine, 16% ferro, 15% magnesio, 21% vitamina C, 23% vitamina K, 14% vitamina B1, 14% vitamina B2, 27% vitamina B3, 14% vitamina B5, 16% vitamina B6, 14% vitamina B9.

16. Zuppa di vongole

Puoi cucinare una versione sana della zuppa di vongole abbassando la quantità di patate e aggiungendo qualche piccolo pezzo di cavolfiore. Potrai ancora godere della ricchezza del piatto, e avrai qualche sostanza nutritiva in più senza perdere il sapore.

Ingredienti (2 porzioni):

1*280g di piccolo vongole

1 fetta di pancetta, a fettine

1½ tazza di latte scremato

½ tazza di carote, a fettine

½ cipolla media, in piccoli pezzi

½ gambo di sedano, a fettine

1 patata media, tagliata in pezzi da 1 cm

1 tazza di cavolfiore, tagliato in pezzi da 1 cm

un pizzico di timo secco, sminuzzato

un pizzico di pepe nero macinato

1 cucchiaio di fiori per tutti gli usi

acqua

spray antiaderente da cucina

Tempo di preparazione: 10 min

Tempo di cottura: 25 min

Preparazione:

Scola le vongole, metti da parte il liquido. Trita metà delle vongole e metti da parte. Aggiungi abbastanza acqua del liquido di vongole messo da parte per misurare ¾ tazza.

Ungi una casseruola con spray da cucina poi scalda a fuoco medio. Aggiungi la pancetta, sedano e cipolla, cuoci per 5-8 minuti mescolando ogni tanto. Togli la pancetta dalla padella, scola su carta assorbente e metti da parte.

Mescola le patate, il cavolfiore, pepe, timo e liquido delle vongole nella miscela di cipolla. Porta ad ebollizione poi abbassa la fiamma, copri e lascia sobbollire per 10 o 12 min. Togli dal fuoco e raffredda leggermente. Trasferisci la metà del composto di patate di un robot da cucina e amalgama bene. Rimetti la miscela residua di patate nella pentola.

Sbatti insieme il latte e la farina in una ciotola media, aggiungi tutto il composto di patate poi cuoci e mescolare fino a ebollizione. Aggiungi le vongole intere e sminuzzate e le carote, riporta a ebollizione, abbassa la fiamma e cuoci per 1 minuto ancora.

Dividi la zuppa in 2 ciotole e servi con i piccoli pezzi di pancetta.

Valori nutrizionali per porzione: 178kcal, 28g carboidrati (5g fibra, 4g zucchero), 4g grassi (1g saturi), 6g proteine, 14% magnesio, 103% vitamina A, 82% vitamina C, 22% vitamina K, 11% vitamina B1, 12% vitamina B3, 23% vitamina B6, 16% vitamina B9, 110% vitamina B12.

17. Maiale al Curry

Sii creativo e sperimenta un lato interessante della carne di maiale, che deve il suo sapore fruttato al succo di ananas e mela. Questo pasto ricco di proteine ha il vantaggio di essere pronto in soli 15 minuti.

Ingredienti (2 porzioni):

2*170g di braciole di rombo di maiale disossate

½ tazza di succo di ananas senza zucchero

2 tazze di cavolo Napa, a fettine

½ mela verde media, tagliata a spicchi

1 cucchiaio di cipollotto, a fettine

1 cucchiaino di curry

un pizzico di sale

un pizzico di pepe nero macinato

Tempo di preparazione: 5 min

Tempo di cottura: 10 min

Preparazione:

Togli il grasso dalle braciole e mettile in una pentola a pressione. Unisci il succo di ananas, il sale, il pepe e curry in polvere e versa sopra la carne.

Blocca il coperchio in posizione. Porta la pentola fino a 7 kg di pressione poi riduci il calore sufficiente per mantenere alta la pressione. Cuoci per 3 minuti poi togli la pentola dal fuoco e lascia che la pressione diminuisca naturalmente. Rimuovi con cautela il coperchio e con un mestolo forato trasferisci le costolette in un piatto e coprile per tenere in caldo.

Porta il liquido nella pentola a ebollizione, aggiungi la mela, abbassa la fiamma e fai sobbollire senza coperchio per 3 minuti, mescolando ogni tanto. Aggiungi il cavolo e la cipolla verde, cuoci da 1 a 2 min e con un mestolo forato, trasferisci il composto di verdure sul piatto con la carne di maiale. Metti a cucchiaiate il liquido sopra le costolette e il composto di mele e servi.

Valori nutrizionali per porzione: 300kcal, 17g carboidrati (2g fibra, 11g zucchero), 6g grassi (1g saturi), 39g proteine, 13% magnesio, 26% vitamina A, 94% vitamina C, 61% vitamina B1, 22% vitamina B2, 60% vitamina B3, 12% vitamina B5, 68% vitamina B6, 14% vitamina B12.

18. Salmone e Verdure cotte al forno

Fatti un pranzo con un basso contenuto di carboidrati, e tante proteine con poco sforzo. Semplici filetti di salmone cotti tra verdure salate e dolci fette di arancia e godrai di un pasto altamente nutriente.

Ingredienti (2 porzioni):

200g salmone senza pelle fresco o congelato

1 tazza di carote, a fettine

1 tazza di funghi, a fettine

¼ tazza di cipollotti, a fettine

2 spicchi d'aglio, tagliati

1 arancia media, a fettine

1 cucchiaino di scorza d'arancia, finemente tritata

1 cucchiaio olio d'oliva

1 cucchiaino origano fresco

un pizzico di sale

un pizzico di pepe nero

Tempo di preparazione: 10 min

Tempo di cottura: 30 min

Preparazione:

Scongela il salmone, se congelato quindi risciacqua, asciuga con carta assorbente e metti da parte.

Porta un po' d'acqua ad ebollizione e cuoci le carote per 2 minuti, scola e mettile da parte.

In una grande ciotola, unisci le carote, i funghi, le cipolle, la buccia d'arancia, origano, aglio, sale e pepe e mescola delicatamente.

Dividi la verdura tra i 2 pezzi di pellicola, ponendole al centro di ogni pezzo. Posiziona il salmone in cima ad ogni porzione di verdure, 1 cucchiaino di olio su ogni pezzo di salmone e cospargi con sale e pepe supplementare. Mettici sopra le fette di arancia poi unisci i due bordi opposti del foglio e sigilla con una doppia piega. Posiziona i pacchetti di stagnola in un unico strato in una teglia.

Cuoci in forno a 180 ° C ventilato / gas 4 per circa 30 min. Apri con attenzione per permettere al vapore di fuoriuscire per poi trasferire i pacchetti in 2 piatti e servire.

Valori nutrizionali per porzione: 190kcal, 15g carboidrati (4g fibra, 10g zucchero), 3g grassi (1g saturi), 22g proteine, 11% magnesio, 221% vitamina A, 69% vitamina C, 43% vitamina K, 20% vitamina B1, 16% vitamina B2, 46% vitamina B3, 15% vitamina B5, 19% vitamina B6, 12% vitamina B9, 50% vitamina B12.

19. Insalata messicana di Pollo

Potrai gustare un pasto ricco di vitamine e proteine e ci vogliono solo 15 minuti per prepararlo. Aggiungi le spezie sui i petti di pollo alla griglia e un abbinamento di arancia e avocado per un sapore rinfrescante.

Ingredienti (2 porzioni):

2*120g di petti di pollo

2 tazze di lattuga romana, a fettine

½ avocado, a fettine

1 arancia, a fettine

25g di formaggio Monterey Jack, a fettine

½ cucchiaino peperoncino in povere

¼ cucchiaino origano secco

¼ cucchiaino timo secco

1 cucchiaio succo d'arancia

1 cucchiaino olio d'oliva

1 cucchiaino di aceto

½ cucchiaino di miele

un pizzico di sale

un pizzico di pepe nero macinato

Tempo di preparazione: 5 min

Tempo di cottura: 10 min

Preparazione:

Avvolgi il pollo tra 2 pezzi di plastica. Batti il pollo con l'attrezzo apposito finché diventa di uno spessore di 1 cm e rimuovi l'involucro di plastica.

Preriscalda il grill. In una ciotola piccola, mescola insieme l'origano, il timo, il peperoncino in polvere, il sale e pepe nero. Cospargi e strofina la miscela di spezie in modo uniforme sui pezzi di pollo.

Posiziona il pollo sulla griglia non riscaldata in una padella da carne e cuoci da 5 a 7 cm e con alta temperatura per 6-8 minuti, girando una volta a metà cottura. Rimuovi e taglia il pollo.

Frulla insieme il succo d'arancia, l'aceto e il miele in una ciotola media. Aggiungi la lattuga e cospargi.

Dividi la lattuga tra 2 piatti, metti delle fettine di petto di pollo, l'avocado e l'arancia, cospargi con il formaggio e servi.

Valori nutrizionali per porzione: 330kcal, 18g carboidrati (6g fibra, 11g zucchero), 13g grassi (3g saturi), 32g proteine, 10% ferro, 15% magnesio, 86% vitamina A, 87% vitamina C, 74% vitamina K, 14% vitamina B1, 13% vitamina B2, 72% vitamina B3, 19% vitamina B5, 42% vitamina B6, 32% vitamina B9.

20. Manzo allo zenzero saltato in padella

Aggiungere un po' di colore in questo pasto di manzo ad alto contenuto proteico, saltato in padella, con una ricca porzione di verdure. Il riso integrale è una scelta eccellente per una sana dose di carboidrati di qualità.

Ingredienti (2 porzioni):

200g controfiletto di manzo disossato

1 tazza di riso integrale cotto e caldo

½ tazza di brodo di pollo con poco sale

1 spicchio d'aglio, sminuzzato

1 peperone rosso medio, tagliato a strisce

1 tazza di broccoli

½ cipolla media, a fettine

1 cucchiaino di amido di mais

½ cucchiaino coriandolo macinato

1 cucchiaino olio di sesamo

Tempo di preparazione: 10 min

Tempo di cottura: 10 min

Preparazione:

Affetta sottilmente la carne riducendola a tante striscioline e mettila da parte.

Mescola insieme il brodo di pollo, l'amido di mais, lo zenzero, il coriandolo e metti da parte.

Scalda l'olio di sesamo a fuoco medio in un wok, aggiungi la cipolla e cuoci per 2 minuti, aggiungi broccoli e peperoni, cuoci e mescola per 1 o 2 min e poi togli le verdure dal wok.

Aggiungi le strisce di manzo nel wok, cuoci per 2-3 minuti poi togli la carne dal centro del wok.

Aggiungi la salsa nel centro del wok, cuoci fino ad addensarla e farla soffriggere e poi rimetti le verdure nel wok. Assicurati di ricoprire tutti gli ingredienti con la salsa. Cuoci e mescola da 1 a 2 min e servi subito con riso.

Valori nutrizionali per porzione: 368kcal, 31g carboidrati (4g fibra, 3g zucchero), 16g grassi (5g saturi), 26g proteine, 14% ferro, 20% magnesio, 10% vitamina A, 150% vitamina C, 66% vitamina K, 15% vitamina B1, 12% vitamina B2, 40% vitamina B3, 12% vitamina B5, 14% vitamina B9, 18% vitamina B12.

21. Pollo al Basilico e Pomodoro

Un negozio pieno di vitamine questa ricca porzione di spinaci aggiunta al petto di pollo al basilico. Cospargi con un po' di parmigiano per un tocco di sapore in più.

Ingredienti (2 porzioni):

200g filetti di petto di pollo

1*200g conserva di pomodoro a dadini, sgocciolati

4 tazze di spinaci freschi

1 cucchiaio di parmigiano, a scaglie

1/8 tazza di basilico fresco

un pizzico di sale

un pizzico di pepe nero macinato

spray antiaderente da cucina

Tempo di preparazione: 10 min

Tempo di cottura: 8 min

Preparazione:

Taglia tutti i grandi filetti a metà, longitudinalmente. Ungi una padella riscaldata con uno spruzzo di antiaderente, cuoci e mescola il pollo per circa 5 min. Cospargi di sale e pepe.

Aggiungi i pomodori e basilico, scalda e poi togli dal fuoco, aggiungendo gli spinaci e cuoci fino a farli appassire.

Dividi tra 2 piatti, cospargi con il formaggio e servi.

Valori nutrizionali per porzione: 161kcal, 8g carboidrati (3g fibra, 4g zucchero), 1g grassi, 22g proteine, 13% calcio, 21% ferro, 22% magnesio, 115% vitamina A, 43% vitamina C, 11% vitamina E, 365% vitamina K, 12% vitamina B1, 13% vitamina B2, 60% vitamina B3, 34% vitamina B6, 32% vitamina B9.

22. Salmone in camicia con Asparagi cosparsi di prezzemolo

Prova ad assaggiare il salmone con un metodo di cottura veloce che permette di assorbire il sapore del cibo senza grassi. Il condimento cremoso di agrumi è la scelta ideale per coprire il pesce, mentre un ulteriore pizzico di prezzemolo darà al piatto un gusto più fresco.

Ingredienti (2 porzioni):

2*100g filetti di salmone fresco senza pelle

220g di punte di asparagi senza il gambo legnoso

Succo d'arancia di 1 arancia

Succo di limone da ½ limone

1 cucchiaino di scorza di limone a fettine

1 cucchiaino di burro fuso

1 cucchiaio di prezzemolo fresco

un pizzico di sale

un pizzico di pepe

½ tazza di acqua

Tempo di preparazione: 5 min

Tempo di cottura: 10 min

Preparazione:

Sciacqua il pesce e asciuga con carta assorbente. Unisci i succhi di limone e d'arancia, misura circa 1/8 tazza e il resto mettilo da parte.

Versa il succo rimanente in una padella, aggiungi dell'acqua e porta ad ebollizione. Aggiungi il salmone, riduci il calore e cuoci a fuoco medio, coperto, per 4 min. Disponi gli asparagi sulla parte superiore del salmone e cuoci da 4 a 8 min o fino a quando il pesce comincia a sfaldarsi se lo tocchi con una forchetta e l'asparago diventa croccante.

Unisci il resto del succo, il prezzemolo, la scorza di limone, il burro, il sale e il pepe in una ciotola.

Spargi la miscela sopra il salmone e gli asparagi e servi.

Valori nutrizionali per porzione: 182kcal, 9g carboidrati (2g fibra, 5g zucchero), 5g grassi (2g saturi), 21g proteine, 16% ferro, 10% magnesio,

19% vitamina A, 52% vitamina K, 23% vitamina B1, 13% vitamina B2, 41% vitamina B3, 11% vitamina B5, 16% vitamina B6, 17% vitamina B9, 50% vitamina B12.

23. Brodo di Pollo

Aggiungi un po' di consistenza e sapore in più al brodo di pollo con una sana porzione di orzo. Ad alto contenuto di proteine e povero di carboidrati, questo pasto è una scelta perfetta per il bilanciamento dei carboidrati giornalieri.

Ingredienti (3 porzioni):

400g di petto di pollo disossato, tagliato in piccole parti

200g di patate, a cubeti

½ tazza di funghi, in piccoli pezzi

½ tazza di carote, in piccoli pezzi

¼ tazza di cipolla, in piccoli pezzi

¼ tazza di pepe verde dolce in piccoli pezzi 2 spicchi d'aglio

1 cucchiaino di basilico fresco

1 cucchiaino prezzemolo fresco

½ cucchiaino di condimento per pollame

¼ tazza di orzo a cottura rapida

1 cucchiaio olio d'oliva

1 cucchiaio di brodo di pollo in granuli

un pizzico di pepe nero macinato

un pizzico di sale

Tempo di preparazione: 10 min

Tempo di cottura: 25 min

Preparazione:

Unisci i pezzi di pollo con il condimento di pollame e metti da parte.

Scalda metà olio d'oliva in un forno olandese, aggiungi le carote, funghi, cipolla, peperoni, aglio, pepe nero e sale e quindi cuoci per 10 minuti, mescolando di tanto in tanto. Togli le verdure dal forno e mettile da parte.

Aggiungi il restante olio d'oliva al forno olandese, a fuoco medio, aggiungi il pollo e cuoci per circa 5 minuti. Riporta le verdure nel forno, aggiungi il brodo di pollo in granuli rinvenuto in acqua e porta a ebollizione. Mescola le patate e l'orzo, riporta ad ebollizione e riduci il calore. Copri e lascia cuocere finché le patate saranno tenere (circa 15 min). Incorpora il prezzemolo e basilico, dividi in 4 ciotole e servi.

Valori nutrizionali per porzione: 255kcal, 16g carboidrati (2g fibra, 2g zucchero), 6g grassi, 32g proteine, 15% magnesio, 80% vitamina A, 29% vitamina C, 81% vitamina B3, 22% vitamina B5, 50% vitamina B6.

DINNER

24. Cavolfiori arrostiti

Facile da fare, con pochi ingredienti, questa ricetta riempie molto ed è bassa in carboidrati. Dai al cavolfiore un po' di brio con l'aggiunta di cipolla rossa e coriandolo per fare un piatto ricco di vitamina C.

Ingredienti (2 porzioni):

1 cavolfiore medio (circa 575g), tagliato a cimette

2 cipolle rosse medie, tagliate in spicchi spessi

1 cucchiaino di coriandolo macinato

2 cucchiai olio d'oliva

Una manciata di coriandolo fresco, per servire

un pizzico di sale

un pizzico di pepe

Tempo di preparazione: 5 min

Tempo di cottura: 25 min

Preparazione:

Scalda il forno a 200 ° C ventilato / gas 7. Mescola il cavolfiore, la cipolla rossa, il coriandolo e l'olio d'oliva insieme ad un po' di sale e pepe in una teglia. Cucina per 25 min, girando di tanto in tanto fino a quando le verdure iniziano a scurirsi.

Servi con coriandolo fresco.

Valori nutrizionali per porzione: 235kcal, 25g carboidrati (9g fibra, 12g zucchero), 14g grassi (2g saturi), 6g proteine, 236% vitamina C, 63% vitamina K, 14% vitamina B1, 12% vitamina B2, 19% vitamina B5, 38% vitamina B6, 46% vitamina B9.

25. Lasagna di Verdure

Prova una lasagna gustosa che riduce le calorie sostituendo la carne con le verdure, rendendola una scelta perfetta per la cena. È possibile ridurre le calorie anche di più utilizzando una salsa leggera.

Ingredienti (8 porzioni):

6 lasagne di grano intero secche

1 pomodoro medio, in piccoli pezzi

2 zucchine medie, tagliate a fettine longitudinali

2 tazze di funghi freschi, a fettine

1 piccola cipolla, in piccoli pezzi

1 tazza di ricotta light

3 cucchiai di parmigiano, a scagliette

1 tazza di bocconcini di mozzarella, a fettine

2 tazze di salsa per pasta

¼ tazza di prezzemolo fresco, tritato

¼ cucchiaino di pepe nero

1 cucchiaio di olio d'oliva

Tempo di preparazione: 15 min

Tempo di cottura: 40 min

Preparazione:

Cuoci la pasta secondo le istruzioni sulla confezione, poi scolala e risciacquala con acqua fredda.

Scalda l'olio in una padella antiaderente, aggiungi i funghi, la zucca e la cipolla e fai cuocere a fuoco medio per circa 5 minuti. Togli dal fuoco e metti da parte. In una ciotola piccola, unisci il parmigiano e la ricotta, prezzemolo e pepe.

Monta la lasagna mettendo 3 lasagne sul fondo di una teglia e sistemale e riadattale, se necessario. Metti Mezzo cucchiaio di miscela di formaggio sopra le tagliatelle, copri con la metà del composto di verdure, la metà della salsa e metà della mozzarella. Fai gli strato con le rimanenti tagliatelle, il resto del formaggio, il composto di verdure e salsa.

Scalda il forno a 190C ventilato / gas 5. Cuoci in forno per 30 minuti poi rimuovi la teglia dal forno, cospargi con il pomodoro e la rimanente mozzarella poi cuoci per altri 5 minuti.

Lascia raffreddare la lasagna per 10 minuti e servi.

Valori nutrizionali per porzione: 251kcal, 31g carboidrati (3g fibra, 9g zucchero), 9g grassi (4g saturi), 14g proteine, 23% calcio, 15% magnesio, 17% vitamina A, 21% vitamina C, 17% vitamina K, 12% vitamina B1, 15% vitamina B2, 23% vitamina B3, 16% vitamina B6, 11% vitamina B9.

26. Insalata di Melanzane e Rucola

Mescola la melanzana con rucola e uvetta per rendere questa insalata molto sana e facile da digerire. Aggiungi un tocco di colore con alcuni mirtilli secchi nel miscuglio

Ingredienti (2 porzioni):

1 melanzana media, tagliata in piccoli pezzi

25g rucola

2 piccole confezioni di uvetta (circa 14g a confezione)

1 cucchiaio di aceto balsamico

1 ½ cucchiaio di olio d'oliva

un pizzico di sale

un pizzico di pepe

Tempo di preparazione: 10 min

Tempo di cottura: 30 min

Preparazione:

Scalda il forno a 200 ° C ventilato / gas 6. Mescola la melanzana con 2/3 dell'olio d'oliva e condisci nella teglia e cuoci per 30 min.

A cottura ultimata, condisci anche con aceto e olio rimanenti. Spargi la rucola e servi.

Valori nutrizionali per porzione: 207kcal, 29g carboidrati (10g fibra, 14g zucchero), 10g grassi (1g saturi), 4g proteine, 11% magnesio, 16% vitamina C, 11% vitamina E, 39% vitamina K, 10% vitamina B1, 10% vitamina B3, 13% vitamina B6, 13% vitamina B9.

27. Pomodori arrostiti

Ottieni una buona dose a tutto tondo di sostanze nutritive con questa cena simpatica, che combina pomodori salati con briciole di pane croccanti e un infuso salutare di aglio ed erbe. Non dimenticare il parmigiano per un gusto migliore.

Ingredienti (2 porzioni):

4 pomodori medi mature, tagliati trasversalmente

2 fette di pane integrale, ridotto in briciole

4 spicchi d'aglio, sminuzzati

4 cucchiai di parmigiano, grattugiato

2 cucchiai di aceto balsamico

2 cucchiai di olio d'oliva

1 cucchiaio di basilico secco, schiacciato

1 cucchiaino di origano secco, schiacciato

½ cucchiaino di rosmarino secco, schiacciato

¼ cucchiaino di sale

spray antiaderente da cucina

Tempo di preparazione: 10 min

Tempo di cottura: 1h 10 min

Preparazione:

Ungi una pentola non riscaldata con spray da cucina. Posiziona i pomodori tagliati sul fondo della pentola. Unisci l'aceto, l'olio d'oliva, l'aglio, l'origano, il rosmarino, il basilico e il sale in una ciotola piccola poi spargi con un cucchiaio in modo uniforme sul pomodori.

Copri e cuoci in forno ad alta temperatura per 1 ora.

Scalda una padella antiaderente a fuoco medio, aggiungi il pangrattato e cuoci per 2-3 minuti fino a doratura mescolando continuamente. Togli dal fuoco e manteca con il parmigiano.

Rimuovi i pomodori dalla padella e mettili su un piatto da portata. Spargi il liquido di cottura sui pomodori e cospargi con la miscela di pangrattato. Lascia riposare per 10 minuti e servire.

Valori nutrizionali per porzione: 335kcal, 34g carboidrati (5g fibra, 8g zucchero), 18g grassi (4g saturi), 10g proteine, 16% calcio, 12% ferro, 15% magnesio, 40% vitamina A, 52% vitamina C, 18% vitamina E, 39% vitamina K, 15% vitamina B1, 10% vitamina B2, 16% vitamina B3, 15% vitamina B6, 17% vitamina B9.

28. Hamburger di Falafel

Opta per un numero inferiore di calorie con questo hamburger a base di ceci sano e abbondante. Servi con un contorno di salsa di pomodoro e insalata verde e aggiungi una dose abbondante di vitamina C per la tua dieta.

Ingredienti (2 porzioni):

200g di ceci, sciacquati e scolati

1 spicchio d'aglio, in piccoli pezzi

1 piccola cipolla rossa, in piccoli pezzi

½ cucchiaino di cumino macinato

½ cucchiaino di coriandolo macinato

¼ cucchiaino di peperoncino macinato

1 cucchiaio di farina integrale

una manciata di prezzemolo

1 cucchiaio di olio d'oliva

un pizzico di sale

100g di pomodoro in salsa

2 tazze di insalata verde

1 piccolo panino integrale pita, tagliato in due pezzi

Tempo di preparazione: 10 min

Tempo di cottura: 6 min

Preparazione:

Scola i ceci ed asciugali con carta da cucina. Mescolali in un robot da cucina con l'aglio, la cipolla, il prezzemolo, le spezie, la farina e il sale. Frulla fino ad ottenere un composto liscio poi forma 2 polpette.

Scalda l'olio in una padella antiaderente, aggiungi le polpette e friggi rapidamente per 3 minuti su ogni lato.

Servi con salsa di pomodoro, insalata verde e pitte tostate.

Valori nutrizionali per porzione: 274kcal, 42g carboidrati (7g fibra, 4g zucchero), 1 g grassi, 8g proteine, 12% ferro, 12% magnesio, 18% vitamina A, 31% vitamina C, 28% vitamina B6, 20% vitamina B9.

29. Insalata di Cocomero e Mirtillo rosso

Godi di un semplice letto di verdure con pomodori ciliegia succosi, dolci mirtilli secchi e olive mature che aggiungono colore, sapore e una quantità incredibile di vitamine al tuo pasto. Crea il tuo mix di spezie e conservale in un contenitore ermetico fino a 6 mesi.

Ingredienti (2 porzioni):

3 tazze di insalata verde mista

1 tazza di spinaci fresche

1 tazza di pomodori ciliegia, tagliati a metà

1 cetriolo medio, in piccoli pezzi

2 cucchiaio di olio d'oliva

2 cucchiai di succo di limone

2 cucchiai di acqua

1 ¼ cucchiaini di mix di spezie fatto in casa

Mix di spezie fatto in casa:

½ cucchiaino di cumino macinato

½ cucchiaino coriandolo macinato

½ cucchiaino di paprika

¼ cucchiaino di curcuma macinata

¼ cucchiaino di aglio in polvere

1/8 cucchiaino di pepe di Cayenna

Tempo di preparazione: 20 min

Non si cuoce

Preparazione:

In una grande ciotola, unisci le verdure da insalata, spinaci, pomodori, cetrioli, mirtilli e olive.

In un piccolo contenitore, mescola l'olio d'oliva, acqua, condimenti e succo di limone e agita per bene.

Versa il condimento sopra il composto di verdure, cospargendolo, dividi in 2 ciotole e servi.

Valori nutrizionali per porzione: 212kcal, 19g carboidrati (3g fibra, 10g zucchero), 16g grassi (2g saturi), 2g proteine, 11% ferro, 31% vitamina A, 35% vitamina C, 12% vitamina E, 132% vitamina K, 10% vitamina B9.

30. Riso Pilaf e Quinoa

Prova una cena vegetariana a basso contenuto calorico che vanta una elevata quantità di vitamina A. Quinoa e zucca stanno bene insieme, mentre le mandorle croccanti aggiungono qualche grasso sano al tuo pasto.

Ingredienti (2 porzioni):

2 tazze di zucca, sbucciata e tagliata a dadini

1 tazza di quinoa cotta

3 spicchi d'aglio, sminuzzati

1/8 tazza di mandorle, a fettine

1 cucchiaio di olio d'oliva

1/8 cucchiaino di pepe rosso, macinato

1 cucchiaino di salvia fresca, a pezzetti

¼ cucchiaino di sale

Tempo di preparazione: 10 min

Tempo di cottura: 30 min

Preparazione:

Preriscalda il forno a 220 °C ventilato / gas 7. Unisci zucca, aglio e peperoncino e metà dell'olio d'oliva in una grande ciotola. Mescola fino a quando la zucca è uniformemente ricoperta e spargi con il cucchiaio in una teglia da forno cuocendo per 30 min. Mescola una volta e aggiungi le mandorle negli ultimi 5 min.

In una grande ciotola, unisci la quinoa, il rimanente olio d'oliva, la salvia ed il sale, quindi aggiungi la zucca e le mandorle. Mescola tutti gli ingredienti insieme e servi.

Valori nutrizionali per porzione: 287kcal, 43g carboidrati (3g fibra, 4g zucchero), 12g grassi (1g saturi), 7g proteine, 10% calcio, 15% ferro, 34% magnesio, 457% vitamina A, 52g vitamina C, 29% vitamina E, 17% vitamina B1, 11% vitamina B2, 13% vitamina B3, 18% vitamina B6, 20% vitamina B9.

31. Insalata di Pompelmo e Avocado

A basso contenuto di carboidrati, e ricca di vitamine, l'Insalata di Pompelmo e avocado è una miscela perfetta di gusto agrumato e consistenza cremosa. Deliziosa e ad alto contenuto di Grassi sani, l'avocado è un ottimo modo per aggiungere sapore a qualsiasi insalata.

Ingredienti (2 porzioni):

4 tazze di piccoli spinaci freschi

1 pompelmo, sezionato

½ avocado, a fettine

1 cucchiaio di olio d'oliva

1 cucchiaio di aceto di lamponi

1 cucchiaino d'acqua

½ cucchiaino zucchero di canna

un pizzico di sale

Tempo di preparazione: 5 min

Non si cuoce

Preparazione:

Disponi gli spinaci, il pompelmo e le fette di avocado su un piatto da portata.

Sbatti insieme l'aceto di lamponi, l'olio d'oliva, acqua, zucchero e sale in una piccola ciotola.

Spargi la salsa sopra il composto di spinaci e servi.

Valori nutrizionali per porzione: 209kcal, 19g carboidrati (5g fibra, 8g zucchero), 14g grassi (2g saturi), 4g proteine, 12% ferro, 18% magnesio, 141% vitamina A, 102% vitamina C, 111% vitamina E, 380% vitamina K, 10% vitamina A, 11% vitamina B2, 10% vitamina B5, 15% vitamina B6, 44% vitamina B9.

32. Zuppa di ceci

Aggiungi una spruzzata di prezzemolo fresco in questa zuppa piccante che racchiude sapori marocchini e con sani carboidrati. Questa zuppa a basso contenuto calorico è una grande opzione per una cena.

Ingredienti (2 porzioni):

200g di ceci, sciacquati e scolati

200g di pomodori in scatola, in piccoli pezzi

1 spicchio d'aglio, sminuzzato

½ cipolla media, in piccoli pezzi

1 gambo di sedano medio, in piccoli pezzi

50g di fave congelate

300ml di brodo vegetale caldo

1 cucchiaino di cumino macinato

Succo e polpa di ¼ limone

un pizzico di pepe nero macinato

un pizzico di sale

Tempo di preparazione: 20 min

Tempo di cottura: 25 min

Preparazione:

Scalda l'olio in una casseruola poi friggi il sedano, cipolla e aglio per 10 minuti, mescolando spesso. Aggiungi il cumino e friggi per un altro minuto.

Diminuisci il calore, aggiungi il brodo, pomodori, ceci e pepe nero e lascia cuocere per 8 minuti. Aggiungi la fave e il succo di limone e fai cuocere per altri 2 minuti. Aggiungi il sale, poi ancora la scorza di limone e servi.

Valori nutrizionali per porzione: 181kcal, 36g carboidrati (6g fibra, 5g zucchero), 1g grassi, 8g proteine, 16% ferro, 13% magnesio, 25% vitamina C, 10% vitamina K, 28% vitamina B6, 27% vitamina B9.

33. Insalata di Verdure Grigliate

Provare con una cena leggera con alto contenuto di fibra e vitamine che mescola diversi tipi di vuovoies e fa un uso perfetto del grill. Servi con qualche mozzarella a pezzetti per un gusto più piccante.

Ingredienti (2 porzioni):

1 melanzana, tagliata in pezzi da 1 cm

2 cipolle, a fettine di ½ cm ma tenute come pezzi interi

6 pomodorini sott'olio, sgocciolati e tagliati a listarelle

6 olive nere

2 peperoni rossi

1 spicchio d'aglio, schiacciato

1 peperoncino rosso, sbriciolato in piccoli pezzetti

2 cucchiai d'olio d'oliva

1 cucchiaio aceto di vino

Una manciata di basilico, spezzettato

Tempo di preparazione: 20 min

Tempo di cottura: 1 h

Preparazione:

Annerisci i peperoni sopra una griglia calda poi mettili in una ciotola, copri e lasciare raffreddare.

Mescola olio, aceto, aglio e peperoncino in una ciotola. In una padella con piastra calda, griglia la melanzana e la cipolla fino a quando non si vede il segno della griglia da entrambi i lati e cominciano ad ammorbidirsi. Quando le verdure sono pronte, mettile a marinare con la salsina, tagliando le cipolle ad anelli.

Quando i peperoni sono abbastanza freddi da gestire, sbucciali e togli il picciolo e i semi. Tagliali a listarelle e mettili nella ciotola dove il resto delle verdure sono state lasciate a marinare. Mescola pomodori, olive, e basilico, condisci a piacere e servi.

Valori nutrizionali per porzione: 285kcal, 33g carboidrati (12g fibra, 15g zucchero), 14g grassi (2g saturi), 4g proteine, 18% magnesio, 79% vitamina

A, 290% vitamina C, 22% vitamina E, 28% vitamina K, 13% vitamina B1, 16% vitamina B2, 17% vitamina B3, 11% vitamina B5, 33% vitamina B6, 31% vitamina B9.

34. Pasto di Tofu

Un pasto vegan con una buona quantità di minerali e proteine, questo Pasto di Tofu eccelle nel mescolare i sapori dolci e piccanti. Servi con un cavolfiore al vapore per aggiungere più vitamine al mix.

Ingredienti (4 porzioni):

800g di tofu

½ tazza di salsa di soia

2 cucchiai di olio di sesamo

1 cucchiaio olio d'oliva

1 cucchiaio di fiocchi di peperoncino

4 spicchi d'aglio, schiacciati

1 cucchiaio di zenzero, grattugiato fresco

sale, per insaporire

Tempo di preparazione: 5 min

Tempo di cottura: 15 min

Preparazione:

Mescola la salsa di soia, olio di sesamo, zenzero, peperoncino e scaglie di sale in una ciotola e metti da parte.

Versa l'olio d'oliva in una casseruola calda poi friggi il tofu per circa 10 min.

Versa la salsa nella padella e cuoci per 3-5 minuti. Servi quando la salsa è addensata e il tofu è fatto.

Valori nutrizionali per porzione: 185kcal, 4g carboidrati (2g fibra, 2g zucchero), 15g grassi (3g saturi), 18g proteine, 34% calcio, 19% ferro, 19% magnesio, 11% vitamina B2, 11% vitamina B6.

35. Purè di Piselli e Carciofi

Prova un pasto fresco che richiede solo 15 minuti di preparazione ed è a basso contenuto di calorie e carboidrati. Servito fresco, fa una meravigliosa aggiunta ad una dieta estiva e anima il tuo tavolo con una bella spruzzata di verde.

Ingredienti (2 porzioni):

100g cuori di carciofo, da vasetto

140g pisellini surgelati

1 cucchiaio cumino macinato

2 cucchiaio di succo di limone

2 cucchiai di olio d'oliva

a piccolo manciata di menta

un pizzico di sale

un pizzico di pepe

Tempo di preparazione: 10 min

Tempo di cottura: 5 min

Preparazione:

Metti i piselli in una ciotola e copri con acqua bollente. Lascia agire per 5 minuti, quindi scolali e inseriscili in un robot da cucina con il resto degli ingredienti e condimenti. Mescola e fermati prima di aver ridotto il tutto in purea, poi metti in una ciotola e copri con pellicola trasparente. Servi quando diventa freddo.

Valori nutrizionali per porzione: 198kcal, 15g carboidrati (7g fibra, 3g zucchero), 14g grassi (2g saturi), 4g proteine, 12% magnesio, 30% vitamina A, 22% vitamina C, 34% vitamina K, 15% vitamina B1, 18% vitamina B9.

SPUNTINI

1. Mela e burro di arachidi

Taglia una piccola mela e spalmaci sopra 1 cucchiaio di crema di burro di arachidi.

Valori nutrizionali: 189kcal, 4g proteine, 28g carboidrati (5g fibra, 20g zucchero), 8g grassi (1g saturi), 14% vitamina C, 14% vitamina B3.

2. Yogurt Greco con Fragole

Mescola 150g di yogurt Greco con 5 fragole medio-grandi tagliate a metà.

Valori nutrizionali: 150kcal, 11g proteine, 10g carboidrati (10g zucchero), 8g grassi (5g saturi), 10% calcio, 60% vitamina C.

3. Tazza di Popcorn

Valori nutrizionali: 31kcal, 1g proteine, 6g carboidrati (1g fibra).

4. Frappè

Metti in un frullatore ½ tazza di mirtilli, 1 tazza di foglie di spinaci, ½ tazza di yogurt greco con pochi grassi e ½ tazza di ananas e acqua di cocco.

Valori nutrizionali: 168kcal, 24g carboidrati (3g fibra, 8g zucchero), 17g proteine, 23% calcio, 57% vitamina A, 73% vitamina C, 199% vitamina K, 16% vitamina 9.

5. Mix di Trail

Mescola ½ tazza di grano, 2 cucchiai di uva passa e 12 mandorle.

Valori nutrizionali per porzione: 222kcal, 35g carboidrati (4g fibra, 15g zucchero), 9g grassi, 2g proteine, 10% magnesio, 18% vitamina E.

6. Cocomero e salsa Ranch

Taglia 1 tazza di cocomero e mettici sopra 1 cucchiaio di salsa ranch.

Valori nutrizionali: 89kcal, 5g carboidrati (2g zucchero), 8g grassi (1g saturi), 45% vitamina K.

7. Prosciutto e Ananas

Taglia 30g di prosciutto di tacchino a fette sottili e lunghe, e piegale a fisarmonica. Fai uno spiedino inserendo anche delle fette piegate di ananas. (3/4 tazze).

Valori nutrizionali: 100kcal, 15g carboidrati (2g fibra, 13g zucchero), 2g grassi, 5g proteine, 95% vitamina C.

8. Gelato con Frutta fresca

Componi degli strati con ¼ tazza di muesli, ¼ tazza di mirtilli, ¼ tazza di lamponi e ¼ tazza di ricotta senza grassi.

Valori nutrizionali: 204kcal, 29g carboidrati (2g fibra, 12g zucchero), 3g grassi, 9g proteine, 44% vitamina C, 10% vitamina K.

9. Patatine di segale

Stendi su 2 patatine di segale 2 cucchiai di leggera crema di formaggio e guarnisci con ¼ tazza di fette di cetriolo.

Valori nutrizionali: 138kcal, 35g carboidrati (6g fibra, 2g zucchero), 8g grassi (2g saturi), 4g proteine.

10. Salsa Vegetariana

Codisci una tazza di verdure miste fresche (1 tazza di peperoni Verdi/broccoli/sedano/cavolfiore) in 1/3 tazze di hummus.

Valori nutrizionali: 141kcal, 12g carboidrati (5g fibra), 8g grassi (1g saturi), 6g proteine, 11% vitamina A, 15% magnesio, 11% vitamina C, 78% vitamina K, 10% vitamina B10, 17% vitamina B9.

11. Carote con salsa Ranch

Condisci 10 piccole carote con 2 cucchiai di salsa ranch.

Valori nutrizionali: 181kcal, 10g carboidrati (3g fibra, 6 g zucchero), 16g grassi (2g saturi), 1g proteine, 276% vitamina A, 58% vitamina K.

12. Pere e Formaggio

Taglia una piccolo pera e servile con sopra un po' di formaggio magro spalmato.

Valori nutrizionali: 146kcal, 26g carboidrati (5g fibra, 15g zucchero), 3g grassi (2g saturi), 7g proteine, 10% vitamina C.

13. Fagioli di Soia arrostiti

Valori nutrizionali per 20g: 155kcal, 11g carboidrati (2g fibra), 7g grassi (1g saturi), 11g proteine.

14. Pomodori ciliegia con ricotta

Taglia a metà e spalma 2 cucchiai di ricotta mescolata con aneto fresco ed un pizzico di sale, sopra 5 pomodorini ciliegia.

Valori nutrizionali: 58kcal, 4g proteine, 10g carboidrati, 30% vitamina A, 40% vitamina C, 20% vitamina K, 10% vitamina B1, 10% vitamina B6, 10% vitamina B9.

ALTRI GRANDI TITOLI DELL'AUTORE

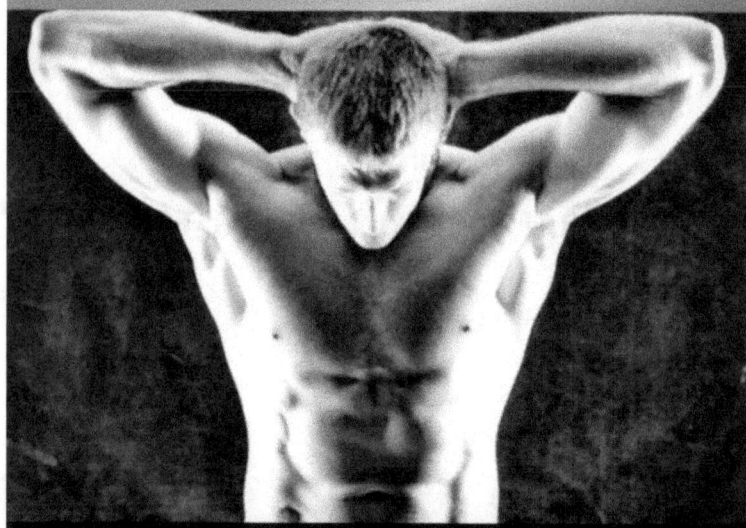

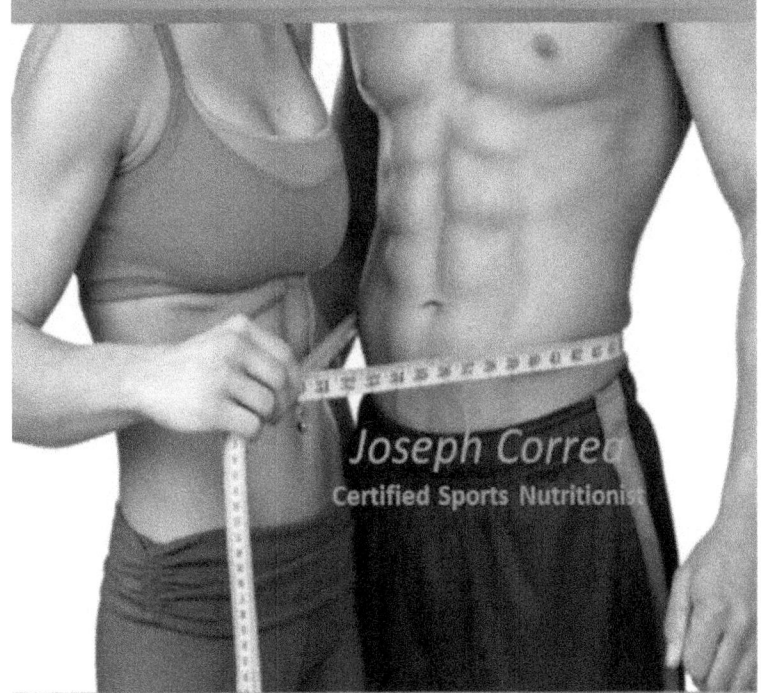

50 Juice Recipes to Lower Your Blood Pressure
An Easy Way to Reduce High Blood Pressure

Joseph Correa
Certified Sports Nutritionist

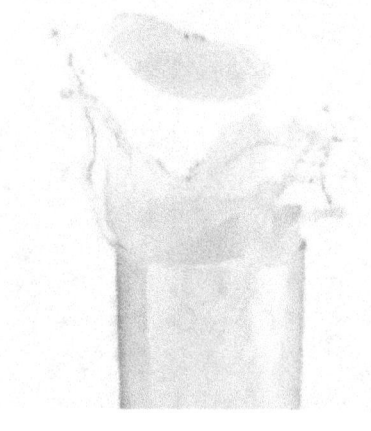

50 Weight Loss Juice Recipes

for Body Cleansing
Lose Weight Fast Before Your Wedding, Party, or Special Event

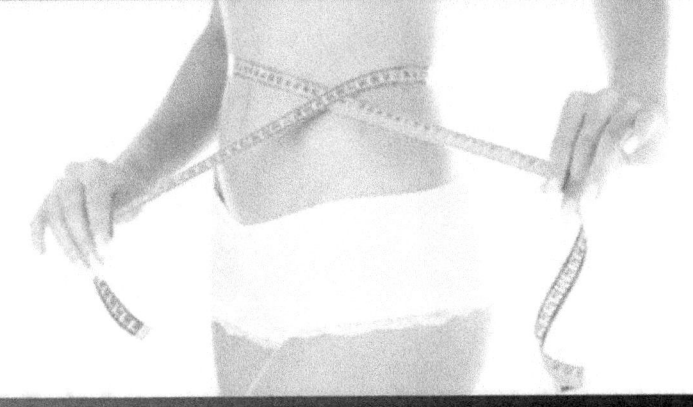

Joseph Correa
Certified Sports Nutritionist

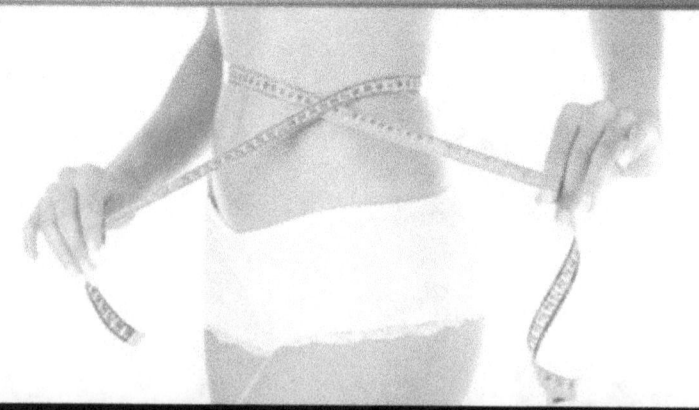

55 Cancer Preventing and Cancer Fighting Juice Recipes

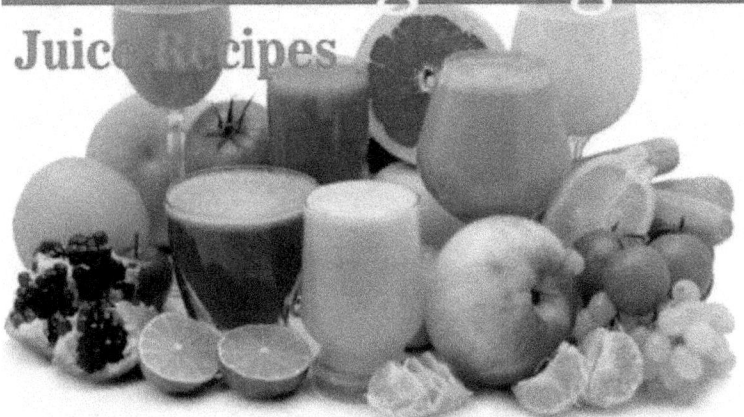

Boost Your Immune System, Improve Your Digestion, and Become Healthier Today

Joseph Correa
Certified Sports Nutritionist

85

Meal and Juice Recipes to Lower Your

High Blood Pressure

Solve Your Hypertension Problem in 12 Days or Less!

Joseph Correa
Certified Sports Nutritionist

90 Weight Loss Meal and Juice

Recipes to Get Rid of Fat Today!
The Solution to Melting Fat Away Fast!

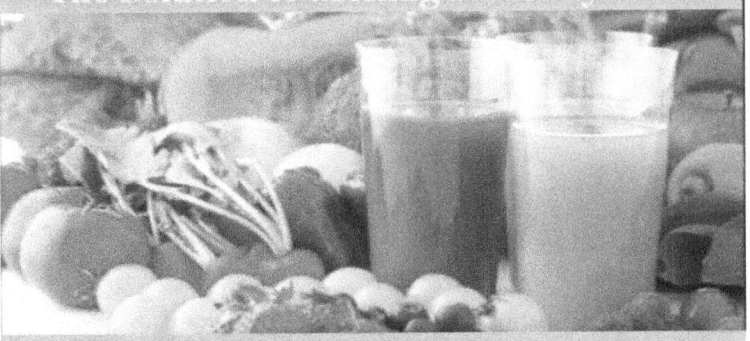

Joseph Correa
Certified Sports Nutritionist

185 Bodybuilder
Meal and Shake Recipes to Make You Look Incredible

Create a sculpted and ripped body in half the time!

Joseph Correa
Certified Sports Nutritionist

www.ingramcontent.com/pod-product-compliance
Lightning Source LLC
Chambersburg PA
CBHW051713170526
45167CB00002B/639